AF313213

ANALYSE

DES

EAUX THERMALES

DE BORCETTE,

Suivie de l'examen du gaz azote sulfuré dégagé des sources sulfureuses tant d'Aix-la-Chapelle que de Borcette.

Par Jean-Pierre-Joseph MONHEIM, Membre de la société de Pharmacie de Paris, de celle de Médecine, de Chirurgie et de Pharmacie de Bruxelles, de la société Ducale de Minéralogie de Jéna, Pharmacien de l'École de Paris.

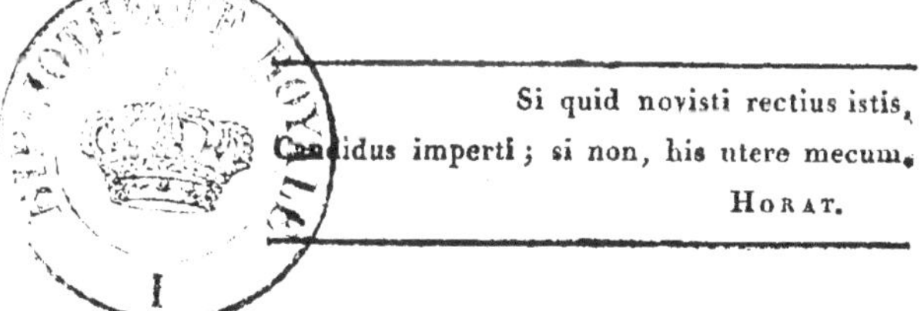

Si quid novisti rectius istis,
Candidus imperti ; si non, his utere mecum.

HORAT.

AIX-LA-CHAPELLE, chez Schwarzenberg, libraire.
PARIS, chez Klostermann, rue du Jardinet, n.º 13,
et chez Crochard, rue de l'École de Médecine, n.º 4.
FRANKFORT-SUR-MEIN, chez Varrentrapp et fils.

1811.

AU PRÉSIDENT

de la première classe de l'Institut impérial de France,

SON EXCELLENCE MONSEIGNEUR

LE COMTE DE LACÉPÈDE,

Ministre d'État, Président du Sénat,

Grand-Chancelier de la Légion d'honneur.

TRIBUT

AU GÉNIE,

AU SAVOIR.

L'Auteur.

PRÉFACE.

En faisant, conjointement avec le D.ʳ Reumont, l'analyse des eaux sulfureuses d'Aix-la-Chapelle, j'étais intentionné de faire suivre celle des sources de Borcette ; mais des occupations multipliées la retardèrent.

Lorsqu'enfin je m'en occupais sérieusement, et que les premières feuilles étaient déja sous presse, je reçois l'invitation de plusieurs savans distingués, de vouloir ajouter aux expériences, faites sur le gaz sulfuré avec le D.ʳ Reumont, d'autres encore qu'on propose.

Voyant le prix, qu'on paraît y attacher, je ne puis mieux répondre au désir énoncé de ces savans, qu'en donnant à la suite de cette analyse des eaux de Borcette, les résultats du nouvel examen, que j'ai fait sur le gaz sulfuré dégagé des eaux, tant d'Aix-la-Chapelle que de Borcette, en joignant en même-tems un tableau comparatif des principes fixes y contenus.

Quelque pénible que me fût un travail, qui fît changer en quelque manière celui que j'avais déja fait, je n'hésitai pourtant pas de le reprendre, afin de rassurer de plus en plus les chimistes sur les principes et les propriétés d'un gaz nouveau et vraiment intéressant.

Loin de prétendre avoir épuisé tout ce qui était encore possible d'essayer sur un gaz à peine connu, je me flatte au moins de n'avoir rien avancé, qui ne se soit prouvé par des expériences exactes, et ne se soit confirmé par des essais répétés.

C'est à ce titre que j'ose offrir le présent ouvrage au public, en réclamant l'indulgence avec laquelle a été accueilli celui sur les eaux d'Aix-la-Chapelle.

Aix-la-Chapelle, le 1.er 9.bre 1811.

J.-P.-J. MONHEIM.

Les deux exemplaires ont été déposés à la bibliothèque impériale ; l'auteur se réserve de poursuivre les contre-facteurs : il ne répond que des exemplaires signés de lui.

J: J: J: Monhelm.

ANALYSE

DES

EAUX THERMALES

DE BORCETTE.

Topographie du bourg nommé Borcette.

Ce bourg est situé à un demi-kilomètre, et au sud-est d'Aix-la-Chapelle. Il est bâti le long du penchant d'une colline rapide, de manière que sa principale rue s'étend du sommet de la colline jusqu'au vallon qui la termine. C'est dans ce vallon que sont les sources thermales non sulfureures, dites sources supérieures, dont celle nommée *Puits chaud* ou *Fontaine bouillante*, est la principale. Les sources sulfureuses, dites inférieures par leur situation plus basse, se trouvent hors de Borcette dans des vallées. Comme ce bourg, jadis couvert de bois, fut la retraite des sangliers, etc., on le nomma en latin *Porcetum*, d'où dérive le nom français Borcette. On n'en connaît pas bien le fondateur , qu'on suppose cependant être *Charlemagne*. Il y a beaucoup de fabriques de draps et d'aiguilles, et près de quatre mille habitans.

Observations géologiques.

Les terrains de Borcette et des environs, à un myriamètre de distance, ressemblent beaucoup à ceux d'Aix-la-Chapelle. C'est la pierre calcaire de transition qui en forme la couche fondamentale, sur laquelle reposent des roches de grès micacé, lesquelles sont remplacées tantôt par des veines de schiste argileux ou de houille , tantôt par des mines de zinc ou de plomb. Outre ces diverses substances on trouve par-tout plus ou moins de pyrites. C'est comme à Aix-la-Chapelle , au travers des couches de pierre calcaire de transition, et des fentes de roches de grès micacé, que jaillissent les différentes sources thermales, que je vais examiner.

EXAMEN DES SOURCES SULFUREUSES, DITES INFÉRIEURES.

Source nommée Pocken-Brunnchen.

DESCRIPTION.

Cette source, située dans une prairie près de Borcette, tire son nom de l'emploi qu'en fait le vulgaire, pour faire disparaître les taches qui restent à la suite de la petite vérole. Elle se trouve à découvert, mais elle est légèrement entourée de pierres, qui en forment une espèce de bassin. Ce qu'il y a de remarquable, c'est la grande quantité de bulles gazeuses, qui s'élevent du fond et crèvent à la surface, dont la nature sera déterminée par la suite.

PROPRIÉTÉS PHYSIQUES.

La température de l'atmosphère étant de 8° au-dessus du zéro du thermomètre de

Reaumur, et sa pression étant égale à une hauteur barométrique de 28 pouces 2 lignes, la température de l'eau du Pocken-Brunn-chen est de 35° de Reaumur, et sa pesanteur spécifique de 1010, celle de l'eau distillée de même température supposée de 1000. Son odeur est sulfureuse, et sa saveur salée et alcaline a quelque rapport avec celle des œufs pourris à cause du gaz sulfuré, dont l'examen plus tard.

Cette eau fraîchement puisée est parfaitement claire ; exposée à l'air, il s'en dégage des bulles gazeuses, et sa surface se couvre d'une pellicule blanche, laquelle détachée gagne le fond du vase et trouble la liqueur, tandis qu'une nouvelle se forme.

Examen chimique.

EFFET DES RÉACTIFS.

1.° L'argent poli exposé aux vapeurs d'eau et aux gaz, qui se dégagent de cette source, prend une couleur brunâtre ; la couleur de l'or se fonce ; le cuivre se teint en jaune pâle ; le mercure se noircit ; le plomb se change en une matière noire molle ; l'oxyde d'arsénic jaunit ; la céruse passe en brun noirâtre ; l'oxyde d'antimoine en jaune pâle, et celui de bismuth en brun grisâtre.

2.º Le mercure remué avec l'eau récemment puisée, dans des vaisseaux hermétiquement fermés, se couvre d'une petite pellicule noire ; remué avec l'eau dégazée il n'est point attaqué.

3.º La teinture de tournesol versée dans l'eau récemment puisée rougit d'abord, mais repasse au bleu à mesure que l'eau refroidit ou qu'on l'échauffe.

4.º Le papier teint par le fernambouc s'y change en violet ; celui teint par l'amomum curcuma, quoique non sensiblement changé ni par l'eau récemment puisée, ni par l'eau dégazée, brunit pourtant à proportion qu'on avance l'évaporation. Le syrop de violettes versé dans l'eau dégazée se change en vert.

5.º Les acides sulfurique et muriatique versés jusqu'à saturation dans l'eau récemment puisée, en dégagent les gaz, mais outre la petite quantité de silice mise à nu par ce moyen, qui pourtant ne se précipite qu'après quelques heures de repos, aucun autre précipité ne se forme.

6.º Les acides nitreux, sulfureux, arsénique et nitrique versés en proportions quelconques dans l'eau fraîchement puisée, n'en précipitent pas la moindre trace de soufre.

7.º Nulle vapeur blanche ne s'éleve de l'eau fraîchement puisée à l'approche d'un bâton de verre mouillé par les acides acétique ou muriatique.

8.º L'eau fraîchement puisée est rendue laiteuse par la solution spiritueuse du savon.

9.º L'eau de chaux versée en grande quantité dans l'eau récemment puisée produit sur le champ un précipité; y versée en petite quantité, nul précipité ne se forme d'abord, mais il s'en dépose dès que l'eau refroidit, ou qu'on l'échauffe.

10.º L'acide oxalique et plus encore l'oxalate d'ammoniaque y forment des précipités insolubles dans l'acide nitrique.

11.º L'eau de baryte et son muriate versés dans l'eau puisée récemment, produisent des précipités, dont une partie est soluble, l'autre insoluble dans l'acide nitrique; ces mêmes réactifs versés dans la même eau saturée d'acide muriatique, produisent également des précipités, mais moins abondans, et dont l'acide nitrique ne dissout absolument rien.

12.° Les sulfate et nitrate d'argent versés dans l'eau récemment puisée font naître des précipités abondans, dont une partie se dissout dans l'acide nitrique; le précipité formé par le nitrate d'argent est plus abondant que celui formé par le sulfate : les mêmes réactifs versés dans l'eau saturée d'acide nitrique forment également des précipités, dont la quantité produite par le nitrate est plus grande que celle produite par le sulfate, mais la quantité des deux précipités réunis est toujours moindre que celle des précipités formés dans l'eau récemment puisée, et l'acide nitrique n'y a point d'action. (*)

13.° La potasse caustique versée dans l'eau puisée récemment forme un précipité.

14.° L'ammoniaque caustique versé en suffisante quantité dans l'eau saturée d'acide muriatique, la rend en quelque tems opaline, et outre le sel triple magnésien, dont la

---

(*) Ce sont le carbonate et le sulfure d'argent formés qui, *dans l'eau récemment puisée*, augmentent la quantité des précipités.

formation est indiquée par plusieurs essais, et qui reste dissous dans l'eau : il se forme un petit précipité absolument insoluble dans la potasse caustique. (*) Ce précipité dissous par l'acide sulfurique ne donne pas la moindre trace d'alun par l'addition du sulfate de potasse, et il se cristallise entièrement en petits prismes à quatre pans terminés par des pyramides à quatre faces.

15.° Le sulfate de magnésie versé dans l'eau dégazée forme un précipité.

16.° L'alcool gallique, le succinate de soude, et le sulfure d'ammoniaque hydrogéné n'y produisent aucun changement.

17.° L'action des prussiates de potasse et de chaux sur l'eau saturée d'acide nitrique est absolument nulle. Il en est de même d'une moitié de noix de galle y suspendue à un fil de soie non teinte.

(*) C'est-à-dire, quand on eut la précaution de séparer la petite quantité de silice précipitée quelques heures après la saturation de l'eau par l'acide muriatique, avant d'y verser l'ammoniaque ; car sans cette précaution le précipité est entre-mêlé de silice, laquelle se dissout dans la potasse.

(9)

18.º Enfin le muriate de platine, versé dans l'eau saturée d'acide muriatique, ne forme aucun précipité.

Induction tirée de l'effet des réactifs.

Les 1.ᵉʳ et 2.º des essais précédens démontrent dans cette eau la présence d'un gaz sulfuré. (*)

Le 2.ᵉ l'absence du soufre dans la même eau dégazée.

Les 3.ᵉ, 9.º, 11.º et 12.º la présence de l'acide carbonique.

Le 4.ᵉ celle d'un alcali.

Le 5.ᵉ celle de la silice.

Le 6.º l'absence absolue du gaz hydrogène sulfuré.

(*) Je dis gaz sulfuré, parce qu'après qu'on est assuré de l'existence de plusieurs gaz sulfurés, essentiellement différens ; on ne doit prononcer sur la composition d'un gaz de cette nature, qu'après l'avoir examiné. Cet examen, ainsi que celui des autres gaz qui se dégagent de différentes sources de Borcette, se fera avec la plus grande précision, à la suite des examens de leurs principes fixes.

Les 7.ᵉ et 18.ᵉ l'absence de l'ammoniaque.

Le 8.ᵉ la présence de sels terreux.

Le 10.ᵉ celle de la chaux.

Les 11.ᵉ et 12.ᵉ celle d'un sulfate.

Le 12.ᵉ celle d'un muriate.

Les 13.ᵉ et 14.ᵉ celle de la magnésie.

Le 14.ᵉ l'absence de l'alumine.

Le 15.ᵉ la présence d'un carbonate alcalin.

Les 16.ᵉ et 17.ᵉ l'absence du fer.

Et enfin, le 18.ᵉ joint aux essais, par lesquels l'existence d'un alcali dans cette eau est démontrée, prouve que cet alcali n'est que de la soude, exempte de potasse et d'ammoniaque.

Énumération des substances découvertes par l'effet des réactifs, et indication des composés qu'elles doivent former entre elles, en vertu de l'attraction chimique.

Les essais précédens ayant prouvé, qu'outre un gaz sulfuré et le gaz acide carbonique, tous les deux en état de dégagement

continuel, l'eau du Pocken-Brunnchen contient les acides carbonique, muriatique et
sulfurique en état de combinaison, puis de
la soude, de la chaux, de la magnésie et de
la silice ; et ces substances ne pouvant s'y
trouver qu'en carbonate, muriate et sulfate
de soude, carbonate de chaux et de magnésie, et en silice, (à cause de la présence du
carbonate de soude démontrée par les résultats combinés des essais 4, 15 et 18, *) j'ai
commencé l'analyse de la manière suivante.

Analyse de l'eau de la source dite Pocken-Brunnchen.

1.º J'ai évaporé 100 kilogrammes de cette
eau à siccité ; le résidu était parfaitement

(*) La présence du carbonate de soude excluant celle
des sulfates et muriates terreux, les acides muriatique
et sulfurique ne peuvent être unis dans cette eau qu'à
la soude , et la chaux comme la magnésie y doivent
ainsi être à l'état de carbonates.

blanc, il ne colorait point l'alcool, et celui-ci, après avoir resté quelques jours sur une partie de ce résidu, mêlé ensuite avec de l'eau distillée, n'en fut nullement troublé. Le résidu pesait en général 363,34 grammes, ce qui fait 3,633 grammes de résidu sur un kilogramme de cette eau. Après avoir exposé une partie du résidu dans un creuset d'argent à une chaleur assez forte, afin d'en chasser les dernières traces d'humidité, j'en ai pris 100 grammes, pour en faire l'analyse.

2.° Ayant traité ces 100 grammes par l'eau distillée bouillante, j'ai évaporé à siccité les sels en dissous; ils pesaient 95,946 grammes. Les sels non dissous par l'eau, séparés par un filtre, donnaient après leur dissication parfaite 4,054 grammes juste.

3.° J'ai de nouveau dissous dans l'eau les 95,946 grammes de sels dissous par ce fluide dans l'expérience précédente, et j'en ai saturé le sous-carbonate de soude, (*) par l'acide

___

(*) Ici, comme lors de la dissication du résidu de l'eau minérale d'Aix-la-Chapelle, la forte chaleur qu'il faut employer pour avoir un résidu parfaitement sec,

nitrique d'une pesanteur spécifique déterminée; il en fallait 27,027 grammes. Pour
trouver la quantité de carbonate de soude
contenu dans cette solution par la quantité
d'acide nécessaire à la saturation, je sa-
turai (par expérience de comparaison) 10
grammes de carbonate de soude pur parfaitement desséché par le même acide nitrique;
il m'en fallait à cette fin 22,952 grammes;
donc la solution, qui en demandait 27,027
grammes, doit contenir en carbonate de
soude 11,775 grammes. Pendant la saturation il se déposait une substance terreuse en
flocons minces, laquelle bien lavée et rougie
au feu, pesait 0,152 grammes ; elle fut reconnue pour de la silice toute pure. (*)

---

change une partie du carbonate de soude en sous-carbonate, même un peu caustique, et c'est encore cette
petite portion de soude caustique, qui fait que ce
résidu, exposé à l'air, en attire l'humidité.

(*) La silice rencontrée ici paraît avoir été dissoute
par le sous-carbonate de soude; le surplus, formant la
plus grande partie de cette terre, se trouvera plus bas
dans l'examen des substances terreuses.

4.° J'ai séparé l'acide sulfurique du sulfate de soude par le nitrate de baryte ; le précipité bien lavé et rougi au feu, pesait 27,476 grammes, ce qui indique 16,217 grammes de sulfate de soude exempt d'eau. (*)

5.° J'ai décomposé le muriate de soude restant dans la liqueur par le nitrate d'argent ; le précipité bien lavé et fortement desséché pesait 158,325 grammes, ce qui équivaut à 67,802 grammes de muriate de soude dépourvu d'eau. (**)

6.° Ainsi, soustraction faite des quantités de sulfate et muriate de soude et de silice fournis par les résultats des expériences précédentes, il me reste pour le poids du carbonate de soude 11,775 grammes, quantité qui fut aussi indiquée dans la troisième expérience, par le calcul fait d'après la quan-

---

(*) Selon Klaproth 1000 parties de sulfate de baryte rougi au feu, égalent 590,25 parties de sulfate de soude parfaitement sec.

(**) D'après Klaproth 1000 parties de muriate d'argent, indiquent la quantité d'acide muriatique contenu dans 428,25 parties de muriate de soude sec.

tité d'acide nécessaire à la saturation. Au surplus le nitrate de soude, qui restait dans la liqueur, évaporé à siccité et décomposé par le feu dans un creuset de porcelaine, ne m'a donné, outre un peu de baryte et d'argent métallique, que de la soude toute pure. (*)

7.° Après avoir ainsi déterminé la nature et les quantités respectives de 95,946 grammes de sels dissous par l'eau dans la deuxième expérience, j'ai passé à l'examen des 4,054 grammes de sels, qui dans la même expérience résistèrent à l'action de ce fluide. Je les dissolvai d'abord dans l'acide muriatique étendu d'eau ; il se dégagea par là une grande quantité de gaz acide carbonique, et il resta un résidu, qui bien lavé et rougi au feu pesait 0,900 grammes, que je reconnus pour de la silice pure ; je versai ensuite de l'acide sulfurique dans la liqueur ; celle-ci ne se troubla d'abord pas, mais

----

(*) Pour décomposer jusqu'aux dernières traces de sulfate et de muriate de soude, j'avais mis en excès les nitrates de baryte et d'argent.

elle donna un précipité abondant de sulfate de chaux par l'évaporation, laquelle ayant continué jusqu'à ce que la liqueur fut réduite à 4 grammes, j'ai séparé le précipité à l'aide d'un filtre, et après l'avoir bien lavé à l'eau distillée froide, et ensuite fait bouillir pendant le tems convenable avec du carbonate neutre de potasse, j'ai obtenu du carbonate de chaux, qui parfaitement desséché pesait 1,555 grammes.

8.° J'ai sursaturé de potasse caustique la liqueur acide restante, (*) j'y en ai même mis un excès assez considérable, afin de ne précipiter que la magnésie, et faire tenir (à l'aide de la potasse) en solution toute autre terre, qui pouvait encore s'y trouver. La magnésie ainsi obtenue, après avoir été bien lavée, fut dissoute par l'acide sulfurique, le sulfate en résultant fut bouilli pendant le tems convenable avec du carbonate neutre de potasse, et donna par là du car-

----

(*) Je n'ai pas besoin d'observer, qu'ici (comme dans les expériences précédentes) les eaux de lavage du précédent précipité furent ajoutées.

bonate de magnésie, lequel bien lavé et desséché pesait 1,599 grammes.

9.° J'ai divisé en deux parties égales la liqueur alcaline, dont la magnésie avait été séparée. Dans la première moitié j'ai versé une solution concentrée de muriate d'ammoniaque, afin d'en précipiter l'alumine, qui aurait pu s'y trouver ; mais la liqueur resta claire, et ne donna aucun précipité : dans l'autre, après l'avoir saturée d'acide muriatique, j'ai versé (par la même raison que dans l'essai précédent) du carbonate d'ammoniaque ; mais je n'eus non plus de précipité. Pour qu'on ne puisse m'objecter contre ce dernier essai, que le carbonate d'ammoniaque mis en excès ait pu tenir dissous le carbonate d'alumine, qui pouvait s'être formé, j'ai évaporé la liqueur à une douce chaleur, jusqu'à la disparition totale de l'odeur ammoniacale ; mais je n'eus jamais la moindre trace de précipité, preuve suffisante, que ce restant de liqueur ne contient ni alumine, ni autre terre quelconque.

Résultat de cette analyse.

Ainsi 100 grammes de residu sec de l'eau du Pocken-Brunnchen contiennent :

Sous-carbonate de soude 11,775 grammes.
Muriate de soude . . . . 67,802 »
Sulfate de soude . . . . 16,217 »
Carbonate de chaux . . 1,555 »
Carbonate de magnésie 1,599 »
Silice . . . . 1,052 »

100,000 grammes.

Ou un kilogramme d'eau de cette source, contient :

Carbonate de soude . . 0,4277 grammes.
Muriate de soude . . . . 2,4632 »
Sulfate de soude . . . . 0,5891 »
Carbonate de chaux . . 0,0494 »
Carbonate de magnésie 0,0580 »
Silice . . . . 0,0382 »
Puis gaz azote sulfuré . . 2,87 pouces cubes.
Gaz acide carbonique . 1,13 » (*)

(*) Dans la source, la quantité de gaz contenue dans une quantité déterminée d'eau est infiniment plus grande,

Fontaine qui sert à la boisson.

DESCRIPTION.

Cette fontaine est située dans une vallée étroite près de Borcette; l'eau sort d'un rocher de grès micacé, duquel un tuyau de fer la conduit à une promenade, où elle coule librement dans un bassin.

PROPRIÉTÉS PHYSIQUES.

Sous la pression et à la température de l'atmosphère indiquées (page 3 et 4) dans l'examen physique de l'eau de la source dite Pocken-Brunnchen, la température de l'eau de la source, qui sert à la boisson, est de 46 degrés de Reaumur, et sa pesanteur spécifique de 1011, celle de l'eau distillée du même degré de température supposée de

---

vu que là l'eau est continuellement traversée par des milliers de bulles gazeuses.

1000. Son odeur est sulfureuse, et sa saveur salée et alcaline se rapproche de celle des œufs pourris par rapport au gaz sulfuré qu'elle contient. Fraîchement puisée cette eau est parfaitement claire, mais elle perd sa transparence, à mesure qu'on l'expose à l'air ; c'est alors que sa surface se couvre d'une pellicule blanche, laquelle en gagnant bientôt le fond du vase par raison de sa pesanteur spécifique plus grande que celle de l'eau, trouble la liqueur, tandis que (pendant un certain tems) il s'en forme une nouvelle.

EXAMEN CHIMIQUE.

Exposé de l'effet des réactifs, des substances en découvertes, et des composés que celles-ci doivent former entre-elles en vertu de l'attraction chimique.

Tous les réactifs sans exception offrent ici à des nuances près les mêmes résultats que dans l'examen de l'eau de la source dite Pocken-Brunnchen ; cette eau contient donc :

1.° Un gaz sulfuré, qui diffère essentiellement du gaz hydrogène sulfuré.

2.º Du gaz acide carbonique libre. (*)

3.º De l'acide carbonique combiné.

4.º De l'acide sulfurique.

5.º De l'acide muriatique.

6.º De la soude.

7.º De la chaux.

8.º De la magnésie.

9.ⁿ De la silice.

Substances, qui à cause de la présence du carbonate de soude, démontrées par les résultats combinés des essais 4, 15 et 18, (**) ne peuvent s'y trouver qu'en carbonate, muriate et sulfate de soude, carbonate de chaux et de magnésie, et en silice.

Analyse.

Cent kilogrammes de cette eau évaporée à siccité m'ont donné un résidu pesant 366,3 grammes, ce qui fait 3,663 grammes de résidu sur un kilogramme. Ce résidu est parfaitement blanc , il ne colore nullement

---

(*) Le gaz sulfuré et le gaz acide carbonique-ci se trouvent dans un état continuel de dégagement.

(**) Voyez ces essais pages 5, 8 et 9.

l'alcool, et il offre en général toutes les propriétés d'un composé exempt de substance
résineuse. En l'analysant absolument de la
même manière que je l'avais fait pour le
résidu de l'eau de la source dite Pocken-
Brunnchen, j'ai obtenu le résultat suivant ;
savoir :

Que 100 grammes de résidu sec de l'eau de
la fontaine, qui sert à la boisson, contiennent:

Sous-carbonate de soude 13,071   grammes.
Muriate de soude 71,636   »
Sulfate de soude 10,960   »
Carbonate de chaux . . 1,593   »
Carbonate de magnésie 1,084   »
Silice 1,656   »

100,000 grammes.

Ou qu'un kilogramme de cette eau contient:
Carbonate de soude . . 0,4457   grammes.
Muriate de soude 2,6240   »
Sulfate de soude 0,4014   »
Carbonate de chaux . . 0,0583   »
Carbonate de magnésie 0,0397   »
Silice 0,0606   »
Puis gaz azote sulfuré . . 2,90   pouces cubes.
Gaz acide carbonique . 1,10   »

EXAMEN DES SOURCES NON SULFUREUSES, DITES SUPÉRIEURES.

Source nommée Puits chaud, ou Fontaine bouillante.

DESCRIPTION.

Cette source est située dans Borcette, près du bain de l'écrévisse, au milieu de la rue; elle est entourée d'un mur, qui en forme un bassin de 7 à 8 pieds de diamètre sur $4\frac{1}{2}$ de profondeur; étant à découvert, elle exhale une quantité si prodigieuse de vapeurs aqueuses que le vulgaire est dans la persuation qu'elle bout. L'eau de cette source sort au travers d'une multitude de fentes d'une roche de grès micacé, accompagnée d'une infinité de bulles gazeuses, dont la nature sera déterminée par la suite.

PROPRIÉTÉS PHYSIQUES.

Sous la pression et à la température de l'atmosphère indiquées (pages 3 et 4) dans l'examen de la source nommée Pocken-Brunn-chen, la température de l'eau de cette source est de 53 degrés de Reaumur, et sa pesanteur spécifique de 1013, celle de l'eau distillée d'égale température étant de 1000. Son odeur est fade, mais nullement sulfureuse, et sa saveur est alcaline et salée. Fraîchement puisée cette eau est parfaitement claire, mais à mesure qu'on l'expose à l'air, elle perd sa transparence, par la raison que je viens d'indiquer dans l'examen physique des autres sources.

EXAMEN CHIMIQUE.

Exposé de l'effet des réactifs, des substances en découvertes, et des composés que celles-ci doivent former entre-elles en vertu de l'attraction chimique.

Si l'on excepte les essais 1 et 2, qui donnent des résultats très-différens de ceux obtenus dans l'examen des sources sulfureuses, tous les autres réactifs indiquent dans cette eau absolument les mêmes substances, que dans les sources déja examinées. Elle contient donc
du

du gaz acide carbonique en état de dégagement continuel, du carbonate, muriate et sulfate de soude, du carbonate de chaux et de magnésie, et de la silice. Quant à la divergence des deux premiers essais, la non-coloration des métaux suspendus au-dessus de cette source ou remués avec l'eau récemment puisée dans des vaisseaux hermétiquement fermés démontre suffisamment que cette eau est exempte de tout gaz sulfuré. (*) Aussi les feuillets d'argent (le réactif le plus sensible pour découvrir la plus petite quantité d'un gaz sulfuré) suspendus au-dessus de cette source ne perdent-ils rien de leur blancheur, ni de leur brillant métallique. Comme, *pour chaque source en particulier*, les gaz en dégagés seront examinés par la suite, je me dispense de parler ici d'un autre gaz qui se

---

(*) Lorsqu'en répétant l'essai 12 avec l'eau de cette source, on versa dans cette eau fraîchement puisée du sulfate ou nitrate d'argent, il n'y eut pas la moindre trace de sulfure d'argent formé.

Je cite le résultat de cet essai, parce qu'il vient à l'appui de celui obtenu par les deux essais dont je viens de parler.

dégage de cette source simultanément avec le gaz acide carbonique, gaz que des essais ultérieurs démontreront être du gaz azote pur.

Analyse.

Cent kilogrammes de cette eau évaporée à siccité laissent un résidu pesant 426,5 grammes, ce qui fait 4,265 grammes de résidu sur un kilogramme. Ce résidu est parfaitement blanc ; il ne colore pas l'alcool, et les essais les plus délicats démontrent enfin qu'il est absolument exempt de substance résineuse. L'analyse faite d'après la méthode adoptée pour les analyses précédentes, et décrite page 11 à 17, à l'occasion de l'examen chimique de la source dite Pocken-Brunnchen, m'a donné les résultats suivans ; savoir : que 100 grammes de résidu sec de cette eau contiennent :

Sous-carbonate de soude	13,796	grammes.
Muriate de soude	64,083	»
Sulfate de soude	15,478	»
Carbonate de chaux . .	2,666	»
Carbonate de magnésie .	1,977	»
Silice	2,000	»

100,000 grammes.

Et qu'un kilogramme de cette eau contient :
Carbonate de soude . . . 0,5883 grammes.
Muriate de soude 2,7331   »
Sulfate de soude 0,6601   »
Carbonate de chaux . . . 0,1137   »
Carbonate de magnésie . 0,0843   »
Silice 0,0853   »
Gaz acide carbonique .   1,10 pouc. cub.
Azote   0,90   »   (*)

Résultat des analyses des sources thermales de Borcette, comparé à celui
obtenu par l'analyse de la source
principale d'Aix-la-Chapelle.

C'est pour me prêter au désir de plusieurs
savans, que j'ajoute cette table de comparaison qui ne sera pas sans intérêt pour les
médecins et chimistes qui s'occupent de recherches sur les eaux minérales.

(*) Comme l'azote est insoluble dans l'eau, on ne sera
pas étonné de ce qu'un kilogramme d'eau dans l'examen
qui se fait hors de la source, en donne si peu. Dans la
source l'eau en contient beaucoup, par raison qu'elle est
continuellement traversée par ce gaz.

3 *

Cent parties de résidu sec de ces eaux thermales contiennent :

	AIX-LA-CHAPELLE.	BORCETTE.		
	Source du Bain de l'Empereur.	*Pocken-Brunnchen.*	*Fontaine pour la boisson.*	*Fontaine bouillante.*
Sous-carbonate de soude	13,533	11,775	13,071	13,796
Muriate de soude	73,820	67,802	71,636	64,083
Sulfate de soude	6,556	16,217	10,960	15,478
Carbonate de chaux	3,242	1,555	1,593	2,666
Carbonate de magnésie	1,095	1,599	1,084	1,977
Silice	1,754	1,052	1,656	2,000
	100,000	100,000	100,000	100,000

Examen chimique du gaz sulfuré, qui minéralise les eaux thermales d'Aix-la-Chapelle. (*)

Il y a deux moyens de s'en procurer; les voici :

Première méthode d'obtenir ce gaz.

Elle consiste à cueillir ce gaz tel qu'il se dégage de la source accompagné de gaz acide carbonique. A cette fin on remplit d'eau minérale une bouteille, qui ne contient que de l'air atmosphérique ; l'air en est ainsi déplacé en majeure partie, mais il en reste toujours une petite quantité, qui pendant cette opération se mêle avec l'eau. Pour l'en chasser (**) on plonge la bouteille (son col

---

(*) Le gaz, qui a servi à cet examen, a été pris à la source principale, située au milieu de l'hôtel dit Bain de l'Empereur.

(**) Cela est essentiel, afin qu'on ne range pas erronément au nombre des parties constituantes de ce gaz l'air qu'on y introduit par l'opération, quelque petite qu'en puisse être la quantité.

dirigé vers la surface de l'eau) aussi profon-
dément que possible dans les sources, en la
remuant légérement pendant 15 minutes ;
de cette manière les gaz, qui se trouvent dans
l'eau contenue dans la bouteille, et surtout
l'air atmosphérique, qui s'était mêlé avec
l'eau, se dégagent peu à peu en petites bulles,
qui viennent se crever à la surface de l'eau;
lorsqu'en continuant de remuer la bouteille,
on n'en voit plus sortir de bulles, on la tourne
(toujours sous l'eau) en tenant vers le fond
de la source le col , auquel on adapte un
large entonnoir de verre; par ce moyen toutes
les bulles gazeuses, qui s'élèvent du fond de la
source vers l'endroit de l'entonnoir, entrent
dans la bouteille, de sorte qu'en quelques
heures elle en est remplie. Le gaz ainsi obtenu est, comme on le verra, un mélange de
gaz azote sulfuré et de gaz acide carbonique.

Mais comment séparer ces deux gaz, sans
qu'il ne se fixe une partie du gaz sulfuré, ou
même que celui-ci ne se décompose pas
entièrement?

Pour éviter un tel inconvénient, on ne
s'occupe d'abord pas de cette séparation, se
bornant à mettre à profit la facile décompo-

sition du gaz sulfuré, afin d'en obtenir les principes, dont ensuite il sera moins difficile de séparer le gaz acide carbonique.

Voici le procédé:

On introduit dans une cloche remplie d'eau distillée, et placée dans une petite cuve de verre pareillement remplie d'eau distillée, des cristaux de nitrate d'argent ; lorsqu'on s'apperçoit que leur solution est achévée, on fait entrer dans la même cloche quelques pouces cubes du mélange gazeux dégagé des eaux sulfureuses d'Aix-la-Chapelle; alors la solution d'argent se précipite, une grande partie du gaz est absorbée, et l'autre non absorbée se trouve avoir (après qu'on l'a fait séjourner plusieurs semaines sur une solution de nitrate d'argent assez forte, pour agir sur la totalité du gaz, et qu'on en a ensuite séparé le gaz acide carbonique, en le faisant quelques fois de suite traverser l'eau de chaux) les propriétés suivantes :

1.° Ce gaz est incolore et permanent.

2.° Il est d'une odeur fade comme animale.

3.° Il éteint les bougies enflammées et asphyxie les animaux.

4.° Mêlé dans l'eudiomètre de Volta (en

3 ***

proportion quelconque) avec le gaz oxygène, non-seulement il ne s'enflamme pas par l'étincelle électrique, mais encore des décharges électriques réitérées n'en diminuent pas sensiblement le volume ; il n'y a non plus ni inflammation, ni détonnation à l'approche d'un corps enflammé.

5.° Il ne devient rutilant ni par le contact du gaz oxygène, ni par celui du gaz nitreux.

6.° Il n'est absorbé ni par les acides, ni par les alcalis, ni par l'eau.

7.° Il n'altère en aucune manière les couleurs végétales quelconques.

Ainsi cette partie de gaz, qui ne ressemble à aucun gaz connu, l'azote excepté, ne peut être que du gaz azote pur.

Mais, dira-t-on, en admettant ce gaz pour du gaz azote, d'où est-il prouvé, que ce soit précisément ce gaz-ci, qui tienne le soufre en dissolution ?

Ne serait-il pas possible que le gaz, tel qu'il se dégage du fond de la source, soit un mélange de gaz hydrogène sulfuré, de gaz azote et de gaz acide carbonique, d'autant plus que M. Stromeyer, professeur de chimie à Gœttingue, a trouvé ce mélange dans les eaux

(33)

snlfureuses d'Eilsen, et M. le Dr Garnet,
dans les eaux de Harrogate et de Moffat? (*)

Pour résoudre ces questions, il me paraît
essentiel de rechercher avec soin, s'il y a de
l'hydrogène dans le mélange gazeux dégagé
de nos eaux. A cette fin j'ai rempli de mercure un eudiomètre de Volta monté en fer,
que j'ai placé sur la cuve pneumatique à
mercure ; cela fait, j'y ai introduit partie
égale (en volume) du mélange gazeux dégagé
de la source principale d'Aix-la-Chapelle ,
et de gaz oxygène; ayant porté le mercure
au même niveau dans l'eudiomètre que dans
la cuve (tandis que le thermomètre de Reaumur marquait 10 dégres au-dessus de zéro,
et que la hauteur du baromètre était de 27
pouces 8 lignes) et ayant noté le volume
qu'occupaient alors les gaz, je commençai à
y décharger plusieurs bouteilles de Leyde;
après ces décharges on ne s'apperçut encore
d'aucune diminution du volume des gaz
(quoiqu'on les réduisit toujours avec soin à

(*) Voyez *Taschenbuch Fur Scheidekünstler*, ou Alma-
nach de Chimie , par Bucholz , 1812 , page 205 , et
Saunders on mineral Waters, 1800, page 362.

leur température primitive) laquelle cependant devint sensible dans l'intervalle d'un mois, à mesure que je continuai d'électriser. (*) Toutefois on ne la remarqua jamais tout à coup, mais seulement peu à peu après nombre de décharges, de sorte que l'œil ne put fixer le moment où elle eut lieu : cela joint à l'observation, que dans le cours de cette expérience on ne vit pas la moindre trace d'eau s'attacher aux parois de l'eudiomètre, me fit soupçonner la formation d'acide nitrique.

Pour m'en assurer je commençai par faire passer une grande quantité de gaz, tel qu'il se dégage des sources sulfureuses d'Aix-la-Chapelle, dans une cloche remplie d'une solution concentrée de nitrate d'argent, placée dans une petite cuve de verre contenant la même solution, afin d'en séparer le soufre,

---

(*) Dans ces électrisations tantôt je mettais l'excitateur de l'eudiomètre en communication avec le conducteur d'une machine électrique, tantôt j'y déchargeais des bouteilles de Leyde fortement chargées, en approchant leurs boutons à l'excitateur de l'eudiomètre. Ce dernier moyen paraît être le plus efficace.

lequel en agissant sur le mercure, dont je voulus me servir dans l'expérience suivante, aurait pu mener à des inductions erronées; à peine le gaz était-il entré dans la solution qu'il fut absorbé en grande partie en précipitant la solution en brun foncé. (*) Après l'avoir fait séjourner quelques semaines sur cette solution, je fis passer le gaz qui restait, à travers l'eau de chaux, pour en séparer le gaz acide carbonique, et pouvoir l'employer isolément dans l'expérience suivante.

A cette fin j'ai rempli de mercure l'eudiomètre monté en fer, et l'ayant placé sur la cuve pneumatique à mercure, j'y ai introduit (à une température de 13 degrés au-dessus du zéro du thermomètre de Reaumur, et une hauteur barométique de 27 pouces 10 lignes) 1.° deux pouces cubes du gaz qui avait resté dans l'expérience précédente, 2.° quatre pouces cubes de gaz oxigène pur, 3.° un demi-gramme de potasse caustique pure,

---

(*) Je ne parlerai pas ici des précipités , que forme notre gaz sulfuré dans les dissolutions métalliques, parce que ceux-ci seront examinés plus bas, où il s'agit de statuer , s'ils sont produits par l'hydrogène sulfuré ou non.

4.º enfin quatre grammes d'eau distillée, chauffée avant l'expérience jusqu'à l'ébullition; cela fait, j'ai commencé à faire sur ce mélange des décharges électriques. Le premier jour je ne vis encore aucune diminution du volume de gaz, quoique par le calcul j'eusse fait au volume les petites corrections relatives aux changemens de température et de pression de l'atmosphère survenus, et que j'eusse porté le mercure au même niveau dans l'eudiomètre que dans la cuve, ayant toujours eu soin de réduire les gaz contenus dans l'eudiomètre à leur température primitive; mais à mesure que je continuai les décharges électriques pendant un mois, la diminution se présenta progressivement, de sorte qu'après deux mois il ne resta plus qu'un demi-pouce cube de gaz dans l'eudiomètre, lequel par l'examen je reconnus être composé de deux tiers de gaz oxigène et d'un tiers de gaz azote. Quant aux $5\frac{1}{2}$ pouces cubes de gaz disparus, je crus les retrouver dans la solution de potasse. En effet, cette solution, qui s'approchait beaucoup de l'état de neutralité, était changée en nitrate; car, mêlée (après avoir été évaporée à siccité) avec un tiers de charbon en poudre, et mise ainsi dans un creuset ardent, elle détonnait à la manière des nitrates.

Il se forma donc dans cette expérience de l'acide nitrique, ce qui présuppose nécessairement la présence de l'*azote*; il n'y eut point d'eau formée, ce qui exclut la présence de l'*hydrogène*; car si même il n'y en eut eu qu'une très-petite quantité, on aurait dû, en variant de différentes manières les proportions du mélange gazeux en question et du gaz oxygène (comme je le fis dans les divers essais faits exprès à ce sujet) on aurait, dis-je, dû une fois trouver le point où, par une forte décharge électrique, le volume de ces gaz se serait tout-à-coup sensiblement diminué (*), ce qui pourtant n'arriva jamais.

Or, que par ces expériences on ne découvre

(*) Au moins le mélange d'un pouce cube seulement de gaz hydrogène ou gaz hydrogène sulfuré, de 8 pouces cubes de gaz azote, et de 3 pouces cubes de gaz oxygène pur, diminue-t-il à peu près d'un pouce cube, par une forte décharge électrique, et cependant ce mélange de gaz ne contient-il qu'un douzième en volume de gaz hydrogène.

dans le mélange gazeux dégagé des sources sulfureuses d'Aix-la-Chapelle, que du gaz azote, du soufre et du gaz acide carbonique, qu'en outre, ce dernier gaz séparé ne diffère aucunement du gaz acide carbonique ordinaire; n'est-il donc pas démontré, que le soufre dissous dans ce mélange gazeux soit uni à l'azote ?

Ne serait-ce donc pas accumuler les principes sans nécessité, si, tandis que tout s'explique de la manière la plus satisfaisante, quand on admet la seule présence du gaz azote sulfuré qui vient d'être prouvée, on voulait encore admettre celle d'une petite quantité de gaz hydrogène sulfuré, que ni les sens, ni réactifs (*) ni instrumens indiquent?

Prétendre que les réactifs et instrumens, que nous possédons jusqu'à ce jour, ne soient pas assez sensibles, pour découvrir une très-petite quantité de gaz hydrogène sulfuré, et vouloir par cette seule raison croire à sa présence, ce serait opposer la possibilité aux

____

(*) Voyez à ce sujet l'analyse des eaux sulfureuses d'Aix-la-Chapelle, par Reumont et Monheim, page 21 et suivantes.

faits, ce serait révoquer en doute les principes de chimie généralement adoptés, qui tous ne sont établis que d'après les moyens analytiques, que possède jusqu'à présent la chimie.

Mais supposé qu'il soit échappé aux sens, réactifs et instrumens une petite quantité d'hydrogène, et que cet hydrogène soit même à l'état d'hydrogène sulfuré, cela n'exclurait nullement la présence de l'azote sulfuré, vu que, dans cette supposition même, on devrait admettre, que les eaux sulfureuses d'Aix-la Chapelle (*) contenaient, outre la petite portion d'hydrogène sulfuré y supposée, une grande quantité d'azote sulfuré ; car il est absolument impossible, que quelques atomes seulement de gaz hydrogène sulfuré, puissent produire la quantité prodigieuse de soufre, qui s'attache aux voutes du grand réservoir d'Aix-la-Chapelle (**) quantité, qui excède de beaucoup celle, que déposent les autres eaux sulfureuses connues.

(*) Les eaux sulfureuses de Borcette sont dans le même cas.

(**) C'est-à-dire, quand ce réservoir est bien fermé.

Mais', dira-t-on, dans l'analyse des eaux sulfureuses d'Aix-la-Chapelle, page 19, il est pourtant dit, que le gaz sulfuré dégagé de ces eaux précipite les dissolutions métalliques à base d'oxydes d'or, d'argent, de cuivre, de plomb, de mercure, d'antimoine, de bismuth et d'arsénic; le gaz hydrogène sulfuré ayant tout cela de commun avec ce gaz-là, ne se pourrait-il donc pas, que celui-ci ne soit que de l'hydrogène sulfuré, et que par conséquent il doive s'en trouver dans les précipités en formés?

Quelque invraisemblable qu'il fut de trouver de l'hydrogène sulfuré dans *les précipités*, tandis qu'il vient d'être prouvé incontestablement qu'il n'en existait pas dans *les gaz*, lesquels forment ces précipités, cependant pour ne pas laisser le moindre doute à cet égard, j'ai successivement examiné tous les précipités sus-mentionnés, qui tous m'ont donné le même résultat. A cet effet je les ai mis (l'un après l'autre) avec la plus grande célérité dans un petit flacon entièrement rempli d'acide nitrique concentré, lequel, à l'aide d'un tube convenablement recourbé et rempli du même acide, communiquait à

une

une cloche pleine d'eau distillée, placée sur la cuve pneumatique à eau. A peine ces précipités furent-ils en contact de l'acide nitrique, qu'il s'en dégagea une grande quantité de gaz, qui se rassembla dans la cloche. Comme je crus, qu'une grande partie de ces gaz devait être du gaz nitreux, je fis entrer du gaz oxygène, bulle par bulle, dans la cloche, jusqu'à ce que le volume des gaz n'en fut plus diminué.

Alors je fis passer le gaz restant mêlé d'un tiers (en volume) de gaz oxygène, à l'aide d'un petit entonnoir, dans un eudiomètre (*) rempli de mercure, placé sur la cuve hydrargyro-pneumatique, et j'y déchargeai quelques bouteilles de Leyde fortement chargées : le volume des gaz n'en ayant été nullement diminué, il est démontré, qu'il n'y eut pas la moindre trace d'hydrogène dans le gaz dégagé des précipités en question. (**)

____

(*) Afin de pouvoir remarquer la plus petite diminution du volume, j'avais composé cet eudiomètre d'un tube de baromètre de 25 pouces de longueur, divisé en 300 parties égales, et garni à son extrémité d'un excitateur en fer.

(**) Quand on répéte cette expérience, en substituant

Maintenant qu'il est constaté qu'il ne se trouve ni dans *les gaz* dégagés des eaux sulfureuses d'Aix-la-Chapelle, ni dans *les précipités* formés per ces gaz dans les dissolutions métalliques, la moindre trace d'hydrogène, pourquoi vouloir encore s'obstiner à supposer gratuitement comme partie constituante de ces eaux l'hydrogène sulfuré, aux dépens de l'azote sulfuré, dont la présence a été démontrée par nombre d'expériences indiquées?

Deuxième méthode d'obtenir le gaz sulfuré.

Elle consiste à dégager ce gaz de l'eau minérale par l'ébullition. On plonge à cet effet dans la source un matras, ne contenant que

---

à l'acide nitrique concentré d'autres acides, comme par exemple le sulfurique ou muriatique étendus d'eau, il se dégage bien, entr'autres, du gaz hydrogène sulfuré; mais ce gaz ne vient que de se former par l'action de ces acides étendus d'eau sur ces précipités, et ne peut nullement être regardé comme y avoir préexisté, vu que l'impossibilité en a été démontrée par l'expérience faite avec l'acide nitrique.

de l'air atmosphérique (son ouverture placée vers la surface de l'eau), à mesure que le matras se remplit d'eau minérale, l'air est déplacé en partie, mais comme il en reste toujours un peu, qui pendant cette opération se mêle avec l'eau (*), il est essentiel d'enlever même cette partie, quelque petite qu'elle soit, afin qu'on ne prenne pas l'air introduit par l'opération pour partie constituante des gaz contenus dans nos eaux. A cette fin on remue (sous le niveau de l'eau) le matras pendant quinze minutes; par ce moyen l'air atmosphérique, ainsi que la plus grande partie des autres gaz contenus dans l'eau du matras, se dégagent en petites bulles qui se crèvent à la surface de l'eau ; lorsqu'en continuant de remuer le matras, on n'en voit plus sortir de bulles, on est sûr que tout l'air atmosphérique est parti , mais on a aussi l'inconvénient que les autres gaz n'y sont plus qu'en petite quantité. Pour y remé-

---

(*) Quand, pour remplir le matras, on se servirait d'un entonnoir, il ne pourrait que s'en mêler davantage.

4 *

dier il n'est qu'un moyen, c'est de tourner le matras sous l'eau, en tenant vers le fond de la source l'ouverture, où on adapte un large entonnoir de verre, à l'aide duquel on y fait entrer les bulles gazeuses qui s'élèvent du fond de la source, jusqu'à ce qu'il en soit rempli; ensuite on tourne une seconde fois le matras, en replaçant l'ouverture vers la surface de la source; de cette manière les gaz sont chassés par l'eau qui entre; le matras étant ainsi rempli, on y adapte un tube de verre rempli d'eau minérale, lequel convenablement recourbé plonge sous une cloche pleine d'eau minérale en état d'ébullition, placée sur la cuve pneumatique à eau bouillante, puis on échauffe progressivement jusqu'à 80 degrés de Reaumur l'eau contenue dans le matras; alors il se développe une grande quantité de gaz qui se rassemble dans la cloche, de sorte que de 100 pouces cubes d'eau on obtient 23 pouces cubes de gaz; mais comme chaque fois qu'on repète cette opération on observe, que cette quantité se diminue à mesure que l'eau commence à se refroidir dans la cloche, il faut, pour soumettre ce mélange gazeux à l'examen, saisir le moment où la chaleur de l'eau ne permet encore aucune absorbtion, et qu'ainsi la quantité des gaz est encore à son *maximum* de 23 pouces cubes. On introduit alors ces gaz dans une cloche pleine de mercure, placée sur la cuve hydrargyro-pneumatique, en les laissant au contact du mercure pendant un mois; dans cet intervalle on remue souvent la cloche, afin d'y renouveller la surface du mercure, et d'accélérer ainsi la décomposition du gaz azote sulfuré ; cette décomposition terminée (ce qu'on reconnaît quand, introduits dans une autre cloche remplie de mercure, les gaz n'attaquent plus du tout ce métal) on trouve en mesurant le volume des gaz, que nulle diminution n'a eu lieu; ensuite on passe le mélange gazeux à travers l'eau de chaux; celle-ci en absorbe 6,5 pouces cubes, qui ne sont que de l'acide carbonique, et les 16,5 pouces cubes restans se trouvent être du gaz azote tout à fait exempt tant de gaz hydrogène que de gaz oxigène, et de tout autre gaz connu.

Il résulte de ces essais, que 100 pouces cubes d'eau minérale prise à la source principale d'Aix-la-Chapelle contiennent 23 pouces cubes de gaz, lesquels sont composés de :

Gaz azote sulfuré . . 16,5 pouces cubes,
Gaz acide carbonique 6,5　　　"

23,0　　　"

La quantité respective des deux gaz étant ainsi établie, il ne reste que de déterminer la proportion des élémens du gaz azote sulfuré, vu que celle des élémens du gaz acide carbonique est connue.

Ayant remarqué que lorsqu'on chasse les gaz de l'eau minérale par la chaleur, la portion qui passe la première est pour la plupart du gaz acide carbonique, tandis que celle qui ne se développe qu'après que l'eau a été quelques momens en ébullition, est du gaz azote sulfuré pur, je ne me suis servi que du dernier dans l'analyse suivante.

Analyse du gaz azote sulfuré.

Instruit par les essais faits l'année dernière avec le Docteur Reumont, que le gaz oxi-

muriatique décomposait le gaz azote sulfuré, en transformant son soufre en acide
sulfurique, j'ai rempli d'eau distillée saturée
de gaz oxi-muriatique une cloche, que je pla-
çai dans une cuve de verre remplie de la
même liqueur; j'y ai introduit 25 pouces
cubes de gaz azote sulfuré pur, ensuite j'ai
couvert la cloche d'un papier noir, pour
éviter l'action de la lumière, en appliquant
à l'entour un couvercle de bois, de façon
que toute la cuve fut bien fermée. Ayant
ainsi laissé quelques jours le gaz azote sulfuré en contact de l'acide oxi-muriatique,
j'ai mesuré le volume des gaz ; trouvant
que le volume n'avait subi aucune diminution sensible, j'ai passé à l'examen du
gaz, et me suis assuré, par les essais les plus
délicats (dont je ne répéterai pas ici le détail, vu qu'il en a été souvent question dans
les examens précédens), que ce gaz diffé-
rant essentiellement de tout autre gaz connu, ne pouvait être que de l'azote.

La nature du gaz étant donc reconnue,
j'allai examiner combien d'acide sulfurique
s'était formé, afin de pouvoir calculer la
quantité de soufre qui était uni à l'azote.

4 ***

Pour cet effet j'ai versé dans la liqueur acide, qui avait servi à l'expérience, une dissolution de muriate de baryte ; il se forma un précipité de sulfate de baryte, lequel cueilli sur un filtre, bien lavé et rougi au feu, pesait 29,25 grains (poids de France), ce qui d'après Klaproth indique 4,083 grains en soufre (*).

Pour connaître le poids de l'azote faisant partie des 25 pouces cubes de gaz azote sulfuré, il fallait rechercher quel est le poids absolu du gaz azote sulfuré pur ; je trouvai qu'à 10 degrés au-dessus de zéro de Reaumur, et une pression de l'atmosphère correspondante à une colonne de mercure de 28 pouces, 25 pouces cubes de ce gaz pesaient 15,20 grains (poids de France).

Or, comme dans 25 pouces cubes de ce gaz, il se trouve 4,083 grains de soufre, il reste pour le poids de l'azote 11,117 grains.

(*) Selon Klaproth, 100 parties de sulfate de baryte calciné au rouge sont composées de 67 parties de baryte et 33 parties d'acide sulfurique ; et 100 parties d'acide sulfurique de 42,3 parties de soufre, et 57,7 parties d'oxigène.

Donc il y a, à la température et pression de l'atmosphère énoncées,

En 100 *pouces cubes* de gaz azote sulfuré,

soufre 16,332 grains.

azote 44,468   »
_____

60,800 grains.

En 100 *grains* de gaz azote sulfuré,

soufre 26,862 grains.

azote 73,138
_____

100,000 grains.

Passons maintenant aux propriétés de ce gaz.

Propriétés du gaz azote sulfuré (*).

1.º Ce gaz est incolore et permanent.

2.º Sa pesanteur spécifique est à celle de l'eau comme 0,00165 à 1,00000 (le thermo-

_____

(*) Quoique la plupart de ces propriétés ait déjà été rapportée dans l'analyse des eaux d'Aix-la-Chapelle par Reumont et Monheim, pages 18 à 27, je ne crois cependant pas inutile de les répéter ici, pour plus d'ensemble, à côté de celles qui se sont présentées depuis dans mes essais multipliés.

mètre de Reaumur étant à 10 degrés au-
dessus de zéro et le baromètre à 28 pouces).

3.° Son odeur est sulfureuse, mais moins
désagréable que celle du gaz hydrogène sulfuré.

4.° Sa saveur est nauseabonde, et se rapproche de celle des œnfs couvés.

5.° Il éteint les bougies enflammées. et
asphyxie les animaux.

6.° Mêlé dans une cloche avec le double
(en volume) de gaz oxigène, il est décomposé au bout de six semaines ; pendant ce
tems l'oxygène s'unit au soufre du gaz azote
sulfuré et le transforme en acide sulfureux,
d'où nait une diminution du 6.ᵐᵉ du volume
des gaz, ainsi que de la décoloration du papier teint par le tournesol exposé à ce mélange.

7.° Introduit (en proportion quelconque)
avec le gaz oxigène dans l'eudiomètre de
Volta, il ne s'enflamme pas par l'étincelle
électrique, ni même la plus forte décharge
électrique produit au volume de ce mélange
gazeux une diminution subite ; seulement
lorsqu'on continue ces décharges pendant
quelque tems, une diminution se manifeste

peu à peu, et alors il se forme de l'acide nitrique mêlé d'acide sulfurique.

8.° Il ne s'enflamme ni détonne, quand mêlé avec le gaz oxigène, on lui approche un corps enflammé.

9.° Il n'est en aucune manière changé ni par le gaz hydrogène, ni par le gaz acide carbonique.

10.° Mélangé avec le gaz nitreux il ne devient pas rutilant; aussi il ne s'en précipite pas la moindre trace de soufre, ni par le contact du dernier gaz, ni quand on le fait passer à travers les acides nitreux, sulfureux, ou arsénique.

11.° Retiré de l'eau minérale par l'ébullition, il est soluble dans l'eau, laquelle a 10 degrés au-dessus de zéro de Reaumur, en absorbe moitié de son volume.

Dégagé librement des sources, il ne l'est pas à beaucoup près autant, probablement par rapport qu'alors il contient moins de soufre que quand il est obtenu par l'ébullition (comme j'ai trouvé par l'expérience).

12.° Il précipite le muriate d'or en brun-grisâtre. — Le nitrate d'argent en beau brun-marron. — Le nitrate de cuivre en brun-grisâtre. — L'acétate de plomb en brun-grisâtre d'un brillant métallique, changé ensuite en gris-noirâtre. — Le muriate suroxygéné de mercure en beau blanc. — Le muriate d'antimoine en jaune d'orange. — Le nitrate de bismuth en rouge-brunâtre, et le muriate d'arsénic en beau jaune. Il n'agit ni sur les muriates de platine, de fer, d'étain, de manganèse et de cobalt, ni sur les nitrates de Nickel, de chrôme, d'urane et de titane, ni enfin sur le sulfate de zinc.

Les précipités dont je viens de parler, traités par l'acide nitrique concentré (de la manière indiquée page 40) ne donnent pas un atôme d'hydrogène, mais bien quand à l'acide nitrique concentré on substitue les acides sulfurique ou muriatique étendus d'eau ; la cause de cette divergence a été développée page 41 dans la 2.ᵉ note.

13.° Il s'unit à la potasse, la soude, la chaux (*), la baryte et la strontiane ; par

---

(*) Quand on prend partie égale d'eau de chaux et d'eau distillée, toutes deux en état d'ébullition, et qu'on y passe une grande partie de gaz azote sulfuré, tel qu'il

cette union il se forme des composés qui, traités par l'acide nitrique concentré (comme le furent les précipités métalliques page 40), ne développent pas la moindre trace d'hydrogène ; mais comme ces composés sont si peu durables que, par la seule action de la lumière, de la chaleur, de l'air ou de l'eau, ils perdent leur azote (au moins en partie), et qu'en perdant celui-ci ils doivent nécessairement passer à l'état de simples sulfures, il n'est pas surprenant que, *si dans cet état* on y verse les acides sulfurique ou muriatique étendus d'eau, il y ait dégagement de gaz hydrogène sulfuré, lequel cependant, loin d'y avoir existé comme partie composante, n'est que le produit de la décomposition de l'eau inévitable lors du contact des acides étendus d'eau avec des sulfures.

14.° Il se décompose lorsqu'on le fait passer à travers l'acide nitrique concentré; il s'en

se dégage des sources, accompagné de gaz acide carbonique, ce dernier gaz est absorbé de préférence, et on peut se servir avec avantage de la partie de gaz azote sulfuré non absorbée pour nombre d'essais.

sépare par-là une très-petite quantité de soufre (ce qu'on reconnaît à ce que la liqueur se trouble légèrement), qui pourtant ne tarde pas à disparaître, vu qu'extrêmement divisé il passe, par l'action de l'acide nitrique, à l'état d'acide sulfurique. Le gaz qui reste après cet essai n'est que du gaz azote mêlé d'une très-petite quantité de gaz nitreux.

15.° Introduit dans une cloche remplie d'eau bouillante, avec partie égale (en volume) de gaz oxi-muriatique, il est décomposé; le soufre se transforme en acide sulfurique, et le volume des gaz diminue d'un 6.°

Il est de même quand on l'introduit dans une cloche remplie d'eau distillée froide, saturée de gaz oxi-muriatique, à l'exception qu'alors la diminution de volume n'a pas lieu (*).

(*) Que le volume des gaz se diminue dans le premier cas paraît provenir de ce que le gaz oxi-muriatique en passant à l'état de gaz acide-muriatique est absorbé par l'eau, ce qui ne peut avoir lieu dans le second, où le gaz oxi-muriatique dissous dans l'eau n'occupe pas plus de volume, qu'il n'occupe en passant à l'état d'acide-muriatique.

Gaz dégagés des eaux de Borcette. (*)

SOURCES SULFUREUSES.

Comme les gaz dégagés de ces sources sont absolument les mêmes tant dans les principes constituans que dans leurs proportions respectives, que ceux qui minéralisent les eaux d'Aix-la-Chapelle, je me dispenserai d'autant plus de donner ici un récit complet des essais analytiques faits sur ces gaz, que ce que j'ai dit dans l'analyse des gaz des eaux d'Aix-la-Chapelle peut en général se rapporter à l'analyse de ceux dégagés des sources *sulfureuses* de Borcette.

Pour éviter donc toute prolixité, je me contente de dire, que les gaz qui se dégagent', tant de la source qui sert à la boisson, que

---

(**) J'observe en passant que la petite plante imprégnée de soufre, qui se trouve aux égouts de ces sources, laquelle Lucas regardait pour la *conferva gelatinosa omnium tenerrima et minima aquarum limo innascens*, et Kortum pour un *Byssus*, a été reconnue par M. le Docteur Jean Lesoinne pour la *conferva rivularis*.

de celle dite Pocken-Brunnchen, ne diffèrent des gaz des eaux d'Aix-la-Chapelle que par un peu moins de soufre qu'ils contiennent, et qu'au reste ils sont comme ceux-ci tout à fait exempts de gaz hydrogène et oxigène.

SOURCES NON-SULFUREUSES.

Pour ne pas entrer dans un trop long détail, je me bornerai à un court récit de ce que j'ai fait pour déterminer la nature et les propriétés de leurs gaz.

M'étant procuré de la manière indiquée page 20, une quantité suffisante de gaz dégagés librement de la source principale dite puits chaud ou fontaine bouillante (*), j'ai examiné comment agissaient ces gaz sur les métaux ; je [trouvai qu'il n'en changeaient nullement la couleur , et qu'en général tous les réactifs propres à découvrir le soufre , ne produisaient aucun effet sur ces gaz. Ayant en outre remarqué que la chaux

--

(*) Les gaz dégagés des sources situées dans les divers établissemens des bains de Borcette sont exactement les mêmes.

en fut abondamment précipitée, je me servis de cette dernière pour séparer l'acide carbonique. A cette fin j'ai fait passer 10 pouces cubes de ces gaz à travers l'eau de chaux ; celle-ci en absorba trois pouces cubes, qui étaient de l'acide carbonique ; les 7 pouces cubes restans, examinés avec soin, furent reconnus par leurs propriétés (que je ne répéterai pas, étant les mêmes que celles indiquées pages 31 et 32), pour du gaz azote, exempt de tout autre gaz connu.

Ce qui est remarquable et étonnant, c'est que cet azote-ci ne contient pas une trace de soufre, tandis qu'il s'en trouve en abondance dans l'azote dégagé non-seulement des sources d'Aix, mais même aussi de celles de Borcette, dites inférieures, lesquelles cependant ne sont éloignées que quelques pas de la source principale.

Il ne reste que de dire, que le sublimé salin, qui s'attache en forme de givre aux parois des bains de Borcette pendant l'hiver, est composé de carbonate et muriate de soude, et carbonate de chaux.

Je ne parlerai pas des propriétés médicales de ces sources, parce que ce serait hors des limites que je me suis prescrites, et que d'ailleurs on peut consulter là-dessus les Traités de Th. Lesoinne, Lucas, J. Lesoinne, Solders et Kortum.

Non plus hasarderai-je une théorie sur la formation de ces eaux qui, ne pouvant être fondée que sur des hypothèses plus ou moins vraisemblables, ne pourrait aucunement satisfaire.

Me référant donc à ce qui a été dit à ce sujet dans l'analyse des eaux d'Aix, par Reumont et Monheim, page 34, j'ajouterai, qu'outre Berzelius et Hedenberg, plusieurs autres chimistes se sont occupés de recherches sur la préparation artificielle du gaz azote sulfuré, et ont bien voulu me communiquer leurs procédés et les résultats en obtenus, mais comme toutes ces tentatives, ainsi que celles faites par moi-même furent sans succès, je m'abstiendrai d'en entretenir ici le lecteur; seulement j'observerai, que du nombre de ces essais infructueux sont ceux, qu'on aurait désiré, à la suite de la troisième expérience faite par MM. Berzelius et Hedenberg. Voyez la note qui se trouve dans le 6.⁰ cahier du Journal ci-après par Schweigger, 1811, page 162.

Peut-être est-il réservé à un autre jour de réussir dans cet objet intéressant; ce sera alors que par analogie on pourra épier le mode que la nature emploie à cette formation.

Je finis en soumettant au jugement des savans le résultat de mon travail. Si celui-ci ne paraît pas encore établir indubitablement la présence du gaz azote sulfuré dans les eaux d'Aix et de Borcette, au moins en aura-t-il donné telle certitude qu'il est possible d'acquérir avec les moyens analytiques de ce jour.

Si dans le cours de mes expériences je n'ai pas pu prévenir toutes les objections, ni lever tous les doutes imaginables, toutefois j'ose espérer d'avoir éclairci tous ceux qui sont venus à ma connaissance, comme par exemple ceux formés par un savant distingué dans le journal allemand de chimie et de physique, par Schweigger, 1811, 2.ᵉ volume, 2.ᵉ cahier, page 163 et suivantes.

Mais en resta-t-il encore, qu'il me soit permis d'exprimer le désir, qu'on ne prononce pas avant qu'il y ait autant d'indices et de preuves contre, qu'il y en a pour l'existence du gaz azote sulfuré, d'après les expériences

5 *

qui viennent d'être rapportées, et qui doivent laisser d'autant moins de doute, que dans le choix des nouveaux essais je me suis particulièrement attaché à ceux qu'on voulut proposer comme les plus décisifs.

TABLE DES MATIÈRES.

(62)

(63)

www.ingramcontent.com/pod-product-compliance
Ingram Content Group UK Ltd.
Pitfield, Milton Keynes, MK11 3LW, UK
UKHW031814170726
13836UKWH00003B/1405